BEI GRIN MACHT SICH IHR WISSEN BEZAHLT

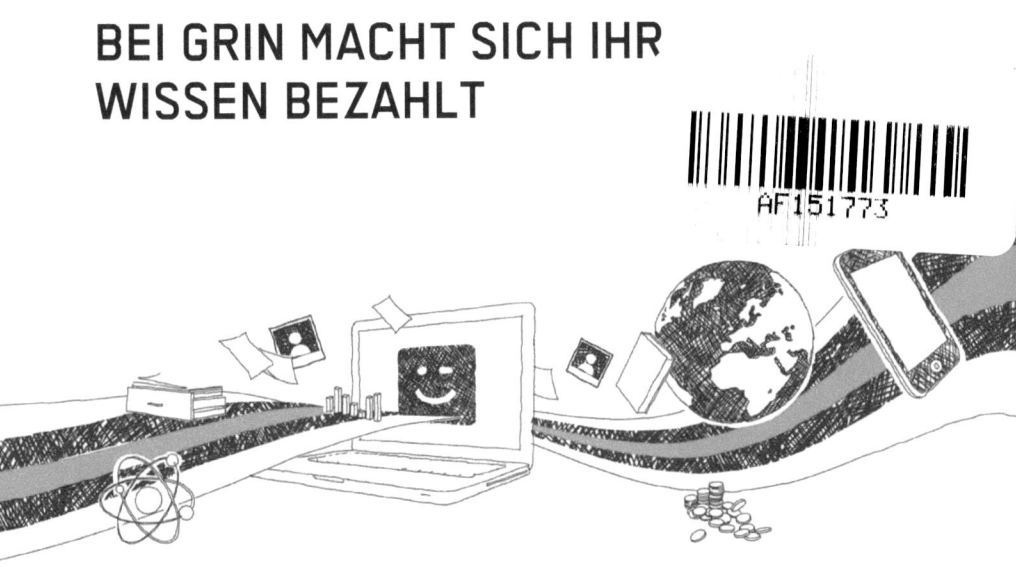

Bibliografische Information der Deutschen Nationalbibliothek:

Die Deutsche Bibliothek verzeichnet diese Publikation in der Deutschen National-
bibliografie; detaillierte bibliografische Daten sind im Internet über http://dnb.d-
nb.de/ abrufbar.

Impressum:

Copyright © 2009 GRIN Verlag, Open Publishing GmbH
Druck und Bindung: Books on Demand GmbH, Norderstedt Germany
ISBN: 9783640483457

Dieses Buch bei GRIN:

http://www.grin.com/de/e-book/138827/demografischer-wandel-und-die-gesundheit-
fuer-generationen

Arne Warth

Demografischer Wandel und die Gesundheit für Generationen

Eine Auseinandersetzung zu den bevorstehenden Zukunftsaufgaben im Gesundheitswesen

GRIN Verlag

GRIN - Your knowledge has value

Der GRIN Verlag publiziert seit 1998 wissenschaftliche Arbeiten von Studenten, Hochschullehrern und anderen Akademikern als eBook und gedrucktes Buch. Die Verlagswebsite www.grin.com ist die ideale Plattform zur Veröffentlichung von Hausarbeiten, Abschlussarbeiten, wissenschaftlichen Aufsätzen, Dissertationen und Fachbüchern.

Besuchen Sie uns im Internet:

http://www.grin.com/

http://www.facebook.com/grincom

http://www.twitter.com/grin_com

Demografischer Wandel und die Gesundheit für Generationen. Eine Auseinandersetzung zu den bevorstehenden Zukunftsaufgaben im Gesundheitswesen unter Berücksichtigung der zahlreichen Besonderheiten, die das Gesundheitswesen prägen und die Funktionsfähigkeit von Markt- und Wettbewerbsprozessen derzeit beeinträchtigen.

von

Name: Dr. Arne Warth

Inhaltsverzeichnis

Abkürzungsverzeichnis

d.h.	das heißt
etc.	et cetera
ggf.	gegebenenfalls
u.a.	unter anderem
u. U.	unter Umständen
z.B.	zum Beispiel

1. Einleitung

In einer immer älter werdenden Gesellschaft kommt es naturgemäß zu einer stetig steigenden Nachfrage nach Gesundheitsleistungen. Dies gilt sowohl für die stationäre, die teilstationäre als auch die ambulante Versorgung. Alleine die quantitative Zunahme an kranken Patienten, jedoch auch die Kombination mit dem medizinischen und technischen Fortschritt und daraus resultierenden neueren, meist auch teureren Behandlungsoptionen, führt zu höheren Kosten. Diese müssen von der arbeitstätigen Bevölkerung getragen werden, welche in Zukunft relativ zu den Älteren betrachtet weiter abnehmen wird. Da die Finanzierung somit absehbar nicht dauerhaft und nachhaltig möglich sein wird, hat der Gesetzgeber das deutsche Gesundheitssystem in den letzten Jahren mehrfach reformiert. Ein Kernelement dieser Reformen ist die Implementierung von kosten- und qualitätsorientierten Markt- und Wettbewerbsprozessen in das Gesundheitssystem, u.a. durch die Einführung von Hausarztmodellen, der integrierten Versorgung, von medizinischen Versorgungszentren und Disease-Management-Programmen. Da jedoch wesentliche Bedingungen für einen funktionierenden Markt im wirtschaftswissenschaftlichen Sinne innerhalb des Gesundheitssystems nicht erfüllt sind und teilweise auch gar nicht erfüllbar sind, ist eine direkte Übertragung eines klassischen marktwirtschaftlichen Systems in das Gesundheitssystem mit den Gefahren des Marktversagens behaftet. Vor dem Hintergrund der nachhaltigen Finanzierungsproblematik infolge des demografischen Wandels sollen diese Besonderheiten innerhalb des Gesundheitssystems und insbesondere ihre Auswirkungen und ihre Funktionsfähigkeit im Hinblick auf zukünftige Kernaufgaben des Gesundheitswesens analysiert werden.

2. Theoretische Grundlagen und Begriffsdefinitionen

Im folgenden Abschnitt werden Details des in Deutschland prognostizierten demografischen Wandels innerhalb der Bevölkerung näher beleuchtet. Weiter werden allgemeine Grundlagen von vollkommenen und nicht vollkommenen Märkten definiert und in den Bezug zu den Besonderheiten innerhalb des Gesundheitssystems gestellt. Im Speziellen finden hier Prozesse Berücksichtigung, welche einer Etablierung eines vollkommenen Marktes im Gesundheitssystem entgegen stehen.

2.1 Der demografische Wandel

Der demografische Wandel bezeichnet die strukturelle Veränderung innerhalb der Bevölkerung hin zu einer durchschnittlich immer älter werdenden Gesellschaft. Dies liegt einerseits an einem Geburtenrückgang, andererseits daran, dass in den nächsten Jahren sehr geburtenstarke Jahrgänge das Rentenalter erreichen und die Menschen aufgrund verbesserter sozialer Bedingungen und immer besser werdender medizinischer Behandlungsmöglichkeiten auch immer älter werden. Berechnungen des Statistischen Bundesamtes zeigen z.b., dass der Anteil der über 80-Jährigen an der Gesamtbevölkerung von 5% im Jahr 2010 auf über 12% im Jahr 2050 ansteigen wird[1]. Der Anteil der sogenannten Älteren (60 Jahre und mehr) wird im selben Zeitraum von 26,3% auf 40,4% steigen[2]. Im Rahmen des „Generationenvertrages", d.h., dass die arbeitstätige Bevölkerung durch ihre Beitragszahlungen u.a. die Krankheitskosten der älteren Generationen trägt, kommt es somit absehbar zu einer Schieflage, die dauerhaft mit den bestehenden Systemen nicht finanzierbar sein wird. Zu berücksichtigen ist weiter, dass die Bevölkerungszahl in Deutschland seit 2003 rückläufig ist und weiter abnehmen wird[3]. Mit den jüngsten Reformen im Gesundheitssystem versucht der Gesetzgeber auf diese Finanzierungsproblematik zu reagieren. Der Schwerpunkt der Reformen liegt in der Etablierung marktwirtschaftlicher Strukturen innerhalb des Gesundheitswesens, um über den erhöhten Wettbewerbsdruck eine Optimierung der Qualität bei gleichzeitiger Kostenreduktion und somit langfristig eine nachhaltige Finanzierbarkeit von qualitativ hochwertigen Gesundheitsleistungen zu erzielen.

---

[1] Vgl. Lauterbach , K.W. / Stock, S / Brunner, H: Gesundheitsökonomie. Lehrbuch für Mediziner und andere Gesundheitsberufe. 1. Auflage. Bern. 2006, S. 17, Abb. 1-6
[2] Vgl. Hajen, L / Paetow, H / Schumacher H: Gesundheitsökonomie. Strukturen – Methoden – Praxis. 4. Auflage. Stuttgart. 2008, S.41
[3] Vgl. Runde, A.: Studienbrief Nr. 0659-01 „Grundlagen der Gesundheitsökonomie". SRH FernHochschule Riedlingen. Riedlingen 2009, S. 34f

2.2 Der vollkommene Markt

„Als Markt wird das Zusammentreffen von Angebot und Nachfrage von Waren, Dienstleistungen und Rechten bezeichnet. In einer freien Marktwirtschaft kommt dem Preis die Funktion eines Wertmaßstabes zu. Im Markt pendeln sich Preise für verschiedene Güter auf einem Niveau ein, auf welchem die Nachfrage und das Angebot übereinstimmen"[4]. Folgende Bedingungen müssen für einen vollkommenen Markt erfüllt sein[5]:

- Alle Marktteilnehmer handeln nach dem Maximumprinzip, d.h., alle Anbieter streben nach dem Gewinnmaximum und alle Nachfrager nach dem Nutzenmaximum.
- Es herrscht vollständige Markttransparenz, d.h. alle Anbieter und Nachfrager sind stets vollkommen informiert.
- Es gilt die Homogenitätsbedingung, d.h, es gibt keine persönlichen und sachlichen, aber auch keine räumlichen und zeitliche Präferenzen.
- Anbieter und Nachfrager reagieren unendlich schnell auf Preisänderungen und andere Verschiebungen der Marktbedingungen.

Im Ergebnis eines vollkommen Marktes kommt es zu einem Marktgleichgewicht, bei welchem die von Konsumenten (Patienten) nachgefragte Menge identisch mit der Angebotsmenge (z.B. Therapieformen) ist. Für das Gesundheitssystem würde dies jedoch bedeuten, dass im Krankheitsfall jeder die Therapie bekommt, die er bezahlen kann, was selbstredend mit Grundprinzipien eines Sozialstaates nicht vereinbar ist. In der Realität gibt es zudem keinen absolut vollkommenen Markt. Prinzipiell gilt jedoch: „Je höher der Vollkommenheitsgrad eines Marktes, desto stärker ist die Wettbewerbsintensität"[6].

---

[4] Runde, A.: Studienbrief Nr. 0659-01 „Grundlagen der Gesundheitsökonomie". SRH FernHochschule Riedlingen. Riedlingen 2009, S. 31
[5] Wohe, G.: Einführung in die Allgemeine Betriebswirtschaftslehre. 19. Auflage. München 1996, S. 632
[6] Wohe, G.: Einführung in die Allgemeine Betriebswirtschaftslehre. 19. Auflage. München 1996, S. 632

2.3 Ursachen eines unvollkommenen Marktes innerhalb des Gesundheitssystems

Anhand der unter 2.2 aufgeführten Voraussetzungen für einen vollkommenen Markt wird deutlich, dass wesentliche Bedingungen dafür innerhalb des Gesundheitssystems nicht erfüllt sind und es sich demnach um einen nicht vollkommenen Markt mit dem Risiko für zahlreiche sogenannte Marktfehler handelt. Wesentliche Faktoren dafür sollen hier kurz erläutert werden.

2.3.1 Asymmetrische Verteilung von Information und angebots- induzierte Nachfrage

Für die Bedingungen eines vollkommenen Marktes spielt die Information eine entscheidende Rolle. Zwischen Experten (Medizinern) und Laien (Patienten) besteht immer eine Informationsasymmetrie. Daher müssen Patienten ihre Entscheidungen auf der Basis unvollständiger und asymmetrisch verteilter Information treffen. Zudem fallen bei Dienstleistungen meist Produktion (Anwendung einer Therapie) und Konsumption (Erhalt einer Therapie) zeitlich zusammen (Uno-actu-Prinzip), so dass Korrekturen nicht möglich sind. Der Erfolg einer Therapie lässt sich zudem häufig erst lange nach ihrem Erwerb, für Laien u. U. auch gar nicht objektiv beurteilen. Weiter besteht infolge der Principal-Agent-Beziehung zwischen Laie und Experte die Möglichkeit, dass ein Arzt (Agent) aufgrund der ungleich verteilten Informationsstände Verhaltensspielräume erlangt, welche er zu seinem Vorteil und auf Kosten des Patienten (Principal) ausnutzen kann. Auch wenn es in vielen Fällen gerechtfertigt erscheint, dass der Arzt die Entscheidungen über therapeutische Leistungen trifft, entscheidet somit doch letztendlich der Anbieter selbst über die Nachfrage (angebotsinduzierte Nachfrage). Von „Angebotsinduzierung" wird gesprochen, wenn der Arzt seine Entscheidungen nicht ausschließlich zum Wohle seiner Patienten trifft, sondern eigene Interessen wie z.B. Verdienst oder Auslastung einfließen lässt[7].

2.3.2 Adverse Selektion

Adverse Selektion beschreibt einen Vorgang, bei welchem ein Informationsgefälle zwischen Verkäufer und Käufer eines Gutes mit Qualitätsunterschieden dazu führt, dass schlechte Ware die gute vom Markt verdrängt[8]. Da der Käufer aufgrund des Informationsdefizits die Qualitätsunterschiede nicht sicher erkennen kann, neigt er dazu die niedrigpreisigere Ware zu kaufen (negative Qualitätskonkurrenz)[9]. Adverse Selektion ist im Gesundheitswesen z.b. bei Zuzahlungen zu Medikamenten oder hohen Arzthonoraren, jedoch auch im Verhältnis zwischen Versicherer und Versichertem vorstellbar. Durch staatliche (Versicherungspflicht, Mindeststandards, Pflichtinformationen) und marktliche Maßnahmen (Hinzuziehung von Experten, Gütesiegel, Garantien, Reputation) kann adversem Selektieren entgegen gewirkt werden[10].

2.3.3 Moral Hazard

Moral Hazard betrifft vorwiegend die Versicherungswirtschaft und beschreibt das unmoralische oder unachtsame Verhalten von Versicherten nach dem Vertragsabschluss, wenn das bisherige Risiko durch den nun bestehenden Versicherungsschutz weggefallen ist. Im Rahmen zunehmender Sparzwänge bei den Krankenversicherungen stellt Moral Hazard z.B. ein Problem bei der Gestaltung der Versicherungsprämie dar. Da der Versicherer im Schadensfall mangels Informationen nicht klar zwischen exogenen Ursachen und dem ggf. unmoralischen/unachtsamen Verhalten des Versicherten unterscheiden kann, wird die Versicherungsprämie für alle hoch angesetzt. Letztlich kommt es durch Moral Hazard zu einer erhöhten Nachfrage nach Leistungen und damit zu einer Kostensteigerung innerhalb des betroffenen Systems[11].

---

[7] Vgl. Runde, A.: Studienbrief Nr. 0659-01 „Grundlagen der Gesundheitsökonomie". SRH FernHochschule Riedlingen. Riedlingen 2009, S. 49ff.
[8] Vgl. Runde, A.: Studienbrief Nr. 0659-01 „Grundlagen der Gesundheitsökonomie". SRH FernHochschule Riedlingen. Riedlingen 2009, S. 52
[9] Hajen, L / Paetow, H / Schumacher H: Gesundheitsökonomie. Strukturen – Methoden – Praxis. 4. Auflage. Stuttgart. 2008, S. 64
[10] Vgl. Runde, A.: Studienbrief Nr. 0659-01 „Grundlagen der Gesundheitsökonomie". SRH FernHochschule Riedlingen. Riedlingen 2009, S. 53
[11] Vgl. Runde, A.: Studienbrief Nr. 0659-01 „Grundlagen der Gesundheitsökonomie". SRH FernHochschule Riedlingen. Riedlingen 2009, S. 53f

3. Möglichkeiten und Grenzen der Implementierung marktwirtschaftlicher Strukturen in ein zukunftsfähiges Gesundheitssystem

In einer Einteilung nach Marktformen lässt sich das Gesundheitswesen am ehesten als Polypol klassifizieren. D.h. viele kleine Nachfrager (Patienten) stehen vielen kleinen Anbietern (z. B. niedergelassene Ärzte, Krankenhäuser, Rehabilitationseinrichtungen) gegenüber. Dies gilt prinzipiell als die beste Marktform, da hierbei ein reger Wettbewerb herrscht[12]. Da das Gesundheitssystem jedoch aus den oben aufgeführten Gründen ein nicht vollkommener Markt mit hohem Risiko für zahlreiche Marktfehler ist, ist die Implementierung marktwirtschaftlicher Strukturen in das bestehende, zudem stark korporatistisch geprägte System kritisch. Im Hinblick der Finanzierungsproblematik, im Speziellen als Konsequenz aus dem prognostizierten demografischen Wandel, hat der Gesetzgeber jedoch mit den jüngsten Reformen diesen Schritt gewagt, um über marktwirtschaftliche Strukturen den Wettbewerb zwischen den Leistungserbringern, Versicherern, Patienten etc. zu erhöhen und damit eine Kosteneindämmung zu erreichen bzw. kosteneffektivere Therapieformen zu etablieren. Im Folgenden sollen Möglichkeiten und Grenzen spezifisch ausgewählter, auf die Etablierung marktwirtschaftlicher Strukturen ausgerichteter Teilbereiche der Reformen in Bezug auf ein kosteneffektiveres, für die Folgen des demografischen Wandels gerüsteten Gesundheitssystem näher analysiert werden. Zunächst sollen beispielhaft typische Marktfehler und ihre Auswirkungen innerhalb des Gesundheitssystems dargestellt werden. Danach folgt ein allgemeiner Überblick über die bisherigen Wirkungen der Reformen.

3.1 Marktversagen am Beispiel von Zuzahlungen

Die Einführung der Praxisgebühr hatte zur Intention, Patienten von zu häufigen und unnötigen Arztbesuchen abzuhalten (Aspekt des sogenannten Ex-Post-Moral Hazard) und somit Kosten einzusparen bzw. Folgekosten durch angebotsinduzierte Nachfrage bereits vor der Entstehung zu verhindern. Nach ihrer Einführung haben

---

[12] Runde, A.: Studienbrief Nr. 0659-01 „Grundlagen der Gesundheitsökonomie". SRH FernHochschule Riedlingen. Riedlingen 2009, S. 33

sich die Fallzahlen zwar initial um 8,7 % reduziert[13], eine nähere Betrachtung zeigt allerdings, dass diese Abnahme im Wesentlichen auf sozial schwache und ohnehin benachteiligte Bevölkerungsanteile zurückzuführen ist[14]. Gründe für die bisher insgesamt betrachtet eher gering ausgefallene Steuerungswirkung der Praxisgebühr liegen weiter u.a. in der geringen Preiselastizität von Gesundheitsgütern, begründet durch ihren hohen Stellenwert, die Funktion der Preise als Qualitätsindikator und die strukturelle Nachfrageschwäche. D.h., die Nachfrage nach medizinischen Leistungen ist generell eine abgeleitete Nachfrage, bei welcher ein rein marktwirtschaftlicher Preismechanismus zwangsläufig versagt[15]. Eine ähnliche, jedoch vielschichtigere Problematik zeigt sich auch bei der eingeführten Zuzahlung zu Arzneimitteln. Da Medikamente einen wesentlichen Posten der Gesamtausgaben des Gesundheitssystems ausmachen, hat der Gesetzgeber auch hier Reformen mit potentiellen marktwirtschaftlichen Steuerungsfunktionen etabliert. Zu nennen sind hier neben den Zuzahlungen auf Patientenseite auch Arzneimittelverordnungsrichtlinien und Wirtschaftlichkeitsgebote auf Seiten der Ärzte. Während jedoch in einem klassischen Markt Disposition, Konsumption und Finanzierung in der Regel zusammen fallen, was für ein effizientes Marktgeschehen unabdingbar ist, kommt es bei Arzneimitteln, wie im Übrigen auch bei anderen Gesundheitsleistungen, zu einer Aufspaltung dieser Nachfragefunktionen. Der Arzt disponiert, der Patient konsumiert und die Krankenversicherungen finanzieren. Weder Arzt noch Patient, geschweige denn die Pharmafirmen als weitere Einflussgröße, haben dabei ein intrinsisches Interesse, die Kosten für die Medikation gering zu halten. Weiter besteht analog zur Praxisgebühr eine geringe Preiselastizität für Medikamente. Bei preisgünstigeren Generika muss einerseits die Opfertheorie („was viel kostet, hilft auch besser") berücksichtigt werden, andererseits darf auch die Möglichkeit von adverser Selektion und die möglichen Folgen eines anderen Wirkungs- bzw. Nebenwirkungsspiegels von Generika nicht vergessen werden. Dies erfordert Kosten-Nutzen-Bewertungen von unabhängigen Institutionen. D.h., Zuzahlungen von Patienten haben insgesamt betrachtet bisher nur eine geringe Steuerungsfunktion für das Gesamtsystem und treffen am ehesten die sozial

---

[13] o. V. Kassenärztliche Bundesvereinigung: „Praxisgebühr wirkt steuernd". Klartext, Ausgabe vom 1. April 2005. http://www.kbv.de/publikationen/387.html
[14] o. V. Bertelsmann Stiftung: „Praxisgebühr zeigt unerwünschte Nebenwirkungen". Pressemitteilung vom 01.09.2005. http://www.bertelsmann-stiftung.de/cps/rde/xchg/SID-720B1551-2D63358E/bst/hs.xsl/nachrichten_3814.htm

Schwachen. Die Auswirkungen der konsekutiv in Kraft getretenen Reformen im Gesundheitssystem zeigen auch in Verlaufsanalysen, dass sich kurzfristig zwar Kosten im Arzneimittelsektor reduzieren lassen, dies aber nur von kurzer Dauer ist und es aufgrund unterschiedlicher Mechanismen, nicht zuletzt auch durch den im Gesundheitssystem vorhandenen Lobbyismus, mittelfristig wieder zu einer Kostensteigerung kommt[16].

3.2 Auswirkungen marktwirtschaftlicher Strukturen im Gesundheitswesen

Auch wenn die Reformen im Gesundheitssystem teilweise noch nicht lange genug in Kraft getreten sind um ihre Auswirkungen abschließend beurteilen zu können, so liegen mittlerweile sowohl erste Analysen als auch Vorschläge für weitere Reformmaßnahmen vor. Die Expertenkommission um Professor Bert Rürup konstatiert in einer aktuellen Stellungnahme vom 29. Juni 2009[17], dass „die Bilanz, die aus den jüngsten Gesundheitsreformen mit Blick auf die Wettbewerbsziele zu ziehen ist, gemischt" ausfällt und weiterhin „substanzielle Effizienzpotentiale" im Gesundheitssystem bestehen. Konkreter wird festgestellt: „Das Ziel, die Wettbewerbsorientierung in der GKV nicht nur zu stärken, sondern auch ausgewogener, d. h. symmetrischer, zu gestalten, wurde insgesamt erreicht". Und weiter: „Dass durch die stärkere Wettbewerbsorientierung infolge der jüngsten Reformen substanzielle Effizienzgewinne erreicht wurden, lässt sich noch nicht belegen. Allenfalls im Arzneimittelbereich zeichnet sich ab, dass Effizienzpotenziale erschlossen werden, jedoch weitgehend begrenzt auf das Generikasegment und lediglich in Form von Preisreduzierungen". Daraus resultierende Forderungen der Kommission an weitere Reformen sind: Mehr Preiswettbewerb im Krankenhaus, eine leistungsorientierte Investitionsfinanzierung der Krankenhäuser, eine Stärkung des Vertragswettbewerbs in der Gesundheitsversorgung, ein erweiterter Vertragswettbewerb in der Arzneimittelversorgung, die Schaffung

---

[15] Vgl. Hajen, L / Paetow, H / Schumacher H: Gesundheitsökonomie. Strukturen – Methoden – Praxis. 4. Auflage. Stuttgart. 2008, S. 74ff.
[16] Lauterbach , K.W. / Stock, S / Brunner, H: Gesundheitsökonomie. Lehrbuch für Mediziner und andere Gesundheitsberufe. 1. Auflage. Bern. 2006, S. 183ff.

sektorübergreifender Versorgungsstrukturen, eine konsequente Anwendung des Wettbewerbsrechts sowie eine Begrenzung der Risiken für den öffentlichen Haushalt. Zusammenfassend gehen die eher wirtschaftswissenschaftlich geprägten Analysen somit in die Richtung, den Wettbewerb im Gesundheitssystem weiter zu verschärfen um damit die noch vermuteten Effizienzpotentiale zu erschließen.

Andere hingegen sehen den aufkommenden Wettbewerb im Gesundheitssystem differenzierter. Mit Wettbewerb ist häufig ein „stärkerer Wettbewerb zwischen Krankenkassen um Versicherte und zwischen Leistungserbringern um Verträge mit Kassen gemeint. Vernachlässigt wird dabei jedoch der für die medizinische Qualität wichtige Wettbewerb der Leistungserbringer um Patienten. Dieser steht mit den beiden zuerst genannten Wettbewerbsfeldern im Konflikt. […]. Die einfache Forderung nach „mehr Wettbewerb" wird somit der Komplexität des Gesundheitswesens nicht gerecht"[18].

Ein weiteres Problem bei synchroner Effizienz- und Qualitätssteigerung ergibt sich aus der Tatsache, dass Patienten die Notwendigkeit und die Qualität medizinischer Leistungen nicht einschätzen können und somit auf das Urteil des Arztes vertrauen müssen, welcher jedoch auch eigene Interessen hat. In dieser Principal-Agent-Beziehung kann es jedoch zu unerwünschten, wettbewerbsbedingten Qualitätsverlusten kommen, was sich nur durch den Ausbau bürokratischer Kontrollmechanismen verhindern lässt und somit wieder erhebliche Kosten zur Folge haben kann. „Die These, dass Wettbewerb die Kosten senkt und gleichzeitig die Qualität erhöhen kann, lässt sich also nicht halten[19]". „Es spricht […] viel dafür, dass die Versorgung von Krankheit sich nicht dem Mechanismus von Angebot und Nachfrage unterwerfen lässt"[20].

Bei der insgesamt zu beobachtenden Fokussierung auf mehr Wettbewerb muss auch beachtet werden, mit welcher Effizienz parallel soziale Gerechtigkeit hergestellt werden kann. Aus sozialpolitischer Sicht wird eine Verschärfung des Wettbewerbs im Gesundheitswesen naturgemäß kritisch gesehen, da eine freie Marktwirtschaft immer Fragen nach sozialer Gerechtigkeit, eine zentrale Aufgabe des Staates im Rahmen

---

[17] Rürup, B / Wille, E: Effizientere und leistungsfähigere Gesundheitsversorgung als Beitrag für eine tragfähige Finanzpolitik in Deutschland. August 2009.
http://www.iges.de/leistungen/gesundheitspolitik/e7486/infoboxContent7487/Kurzfassung_ger.pdf
[18] Kumpmann, I: Grenzen des Wettbewerbs im Gesundheitswesen. Sozialer Fortschritt, 2008, S. 217
[19] Deppe, H.-U.: Wettbewerb im Gesundheitswesen: Ökonomische Grenzen und ethische Fragen. Systhema, 1/1997, S. 37
[20] Deppe, H.-U.: Wettbewerb im Gesundheitswesen: Ökonomische Grenzen und ethische Fragen. Systhema, 1/1997, S. 36

des Sozialstaatspostulates, aufwirft. „Diese Aufgabe kann er jedoch nicht dauerhaft durch reine Umverteilung erfüllen. Zwar kann der Sozialstaat kurzfristig den Anstieg der Ungleichheit durch Umverteilung dämpfen, jedoch entstehen dabei Effizienzverluste. Langfristig verbessert sich dadurch die Lage nicht". So schlussfolgert eine empirische Analyse zum Zielkonflikt zwischen Effizienz und sozialer Gerechtigkeit infolge des zunehmenden Wettbewerbs im Gesundheitswesen[21].

Um die langfristigen Wirkungen von erhöhtem Wettbewerb innerhalb des Gesundheitssystems abschätzen zu können, geben Vergleiche zu anderen Ländern wichtige Hinweise. Das am stärksten marktwirtschaftlich orientierte Gesundheitswesen besteht in den Vereinigten Staaten von Amerika. Hier bleibt allerdings auch zu konstatieren, dass dieses System die weltweit höchsten Anteile am Bruttoinlandsprodukt und überdies die höchsten Verwaltungskosten in der Krankenversicherung aufweist[22], was den Effizienzgedanken als Folge von Marktwirtschaft konterkariert. Eine weitere Betrachtung in diesem Zusammenhang lohnt auch das sehr staatlich geprägte, im internationalen Vergleich aber sehr kostengünstige Gesundheitssystem von Großbritannien. Interessanterweise kam es hier genau zu jenem Zeitpunkt zu einem Kostenanstieg, als die neu eingeführten „internen Märkte" oder „Quasi-Märkte", die den Wettbewerb stimulieren sollten, ihre Wirkung entfalteten[23]. Es gibt jedoch auch Länder, so z.B. die Niederlande, deren Gesundheitssystem einen höheren Grad an Wettbewerb aufweist als das deutsche, die Kosten dabei jedoch niedriger liegen und die Versorgungsqualität trotzdem als positiv und mehr oder weniger sozial gerecht bewertet wird[24]. Auch wenn andere Länder aufgrund der komplexen Mechanismen keine Blaupause für eine Lösung der Zielkonflikte im Gesundheitssystem bieten, so liefern Vergleiche zumindest Ansatzpunkte, inwiefern sich marktwirtschaftliche Strukturen in Teilbereichen auswirken.

---

[21] Berthold, N. / Brunner, A. B.: Zielkonflikt zwischen Effizienz und sozialer Gerechtigkeit – Welten europäischer Sozialstaaten. Wirtschaftswissenschaftliches Studium, Heft 4, 2009, S. 193-199
[22] Vgl. OECD Health Data 2009. A Comparative Analysis of 30 Countries. http://www.aihw.gov.au/international/oecd/oecd_health_data_2009.cfm
[23] Glennester, H./ Le Grand, J. :. The devepolment of quasi-markets in welfare provision in the U.K.. In: International Journal of Health Services, 1995, S. 208f

4. Diskussion zur Funktion von Markt- und Wettbewerbsprozessen in einem zukunftsfähigen Gesundheitswesen: Ein Balanceakt zwischen Effizienzsteigerung und sozialer Gerechtigkeit

Neben einem technologischen Wandel, einem Wertewandel innerhalb der Gesellschaft hin zu zunehmender Individualisierung, unerwünschten Einkommensverteilungseffekten, den aktuellen weltwirtschaftlichen Einflüssen, den Problemen einer europäischen Integration sowie einer zu beobachtenden Zentralisierung der Gesundheits- und Sozialpolitik, worauf hier nicht näher eingegangen werden soll, stellt der demografische Wandel eine weitere bedeutsame Strukturveränderung im Gesundheitssystem dar[25]. Als unmittelbare und zukünftig sich weiter verschärfende Auswirkung ergibt sich eine Finanzierungsproblematik der Sozialsysteme. Die Etablierung von Markt- und Wettbewerbsprozessen zur Effizienzsteigerung und Qualitätsoptimierung trifft hierbei jedoch innerhalb des Gesundheitssystems auf ein Umfeld, welches mit den notwendigen Prinzipien eines vollkommenen Marktes nicht vereinbar ist.

Die aufgezeigten Steuerungswirkungen der Praxisgebühr, jedoch auch der Reformenkomplex zur Reduktion von Arzneimittelkosten verdeutlichen anschaulich, dass marktwirtschaftliche Steuerungsprozesse im Gesundheitswesen einer differenzierteren Betrachtung bedürfen. Eine Preiserhöhung (Praxisgebühr) führt zwar bei gleichbleibendem Angebot (Gesundheitsleistungen) zu einem Rückgang der Nachfrage (Arztkontakte), was die Wirksamkeit marktwirtschaftlicher Prozesse im Gesundheitssystem prinzipiell belegt, gleichzeitig aber ethisch-soziale Gerechtigkeitsfragen bei der Anwendung des Sozialstaatsprinzips aufwirft. Zudem kann der zumindest anfänglich festgestellte Rückgang von Arztkontakten, insbesondere von sozial schwachen Bevölkerungsanteilen mit ohnehin erhöhtem Krankheitsrisiko, auch ein Rückgang von Präventionsleistungen bedeuten. Da Prävention die Grundlage zur Vermeidung späterer Krankheitskosten ist, stellt sich die Frage, ob die durch die Einführung der Praxisgebühr eingesparten Kosten langfristig die Folgekosten durch mangelnde Prävention aufwiegen. Ferner muss berücksichtig werden, dass die Erhebung der Gebühr selbst enorme Verwaltungskosten verursacht und nicht zuletzt Ärzten das ebenfalls knappe Gut

---

[24] o. V.: „Die holländische Reform – kein passgenaues Muster". Ärzte Zeitung, 2006, Nr. 52, S. 6
[25] Vgl. Janssen, U.: Studienbrief Nr. 0404-02 „Aufgaben und Akteure im Gesundheitswesen". SRH FernHochschule Riedlingen. Riedlingen 2008, S. 27ff.

„Zeit" nimmt, welche sie mit Bürokratie statt Therapie verbringen. Dies hat wiederum Auswirkungen auf die Behandlungsqualität.

Jede Form des Wettbewerbs ist immer auch eine Suche nach Leistungs- und Qualitätsdifferenzierung, was innerhalb eines Gesundheitssystems sicherlich zu begrüßen ist. Ganz grundsätzlich ist die Leistungsdifferenzierung von Angeboten in anderen Lebensbereichen auch eine selbstverständliche und allgemein akzeptierte Tatsache. Im Gesundheitssystem werden Leistungsdifferenzierungen jedoch immer kritischer betrachtet, weil einerseits die Inanspruchnahme von Gesundheitsleistungen ein Grundbedürfnis darstellt und andererseits in aller Regel keine freie Konsumentenentscheidung ist. Zudem ist die rundherum abgesicherte und optimale Versorgung im Krankheitsfall In Deutschland zur Gewohnheit geworden, sodass mögliche Abstriche infolge eines kosteneffektiven Wettbewerbs naturgemäß nicht gerne gesehen werden. Doch ist die wahrnehmbare Skepsis bezüglich eines wettbewerbsorientierten Gesundheitssystems gerechtfertig? Sieht man sich die Folgen von Wettbewerb im Gesundheitswesen in den Vereinigten Staaten an, so ist insbesondere im Hinblick auf die Fragen nach sozialer Gerechtigkeit und Effizienz ein gewisses Maß an Skepsis sicherlich angebracht. Ist dies jedoch ein hinreichender Grund, Wettbewerb generell abzulehnen? Das Beispiel der Niederlande zeigt neben anderen, dass Wettbewerb im Gesundheitssystem durchaus positive Aspekte haben kann und nicht notwendigerweise sozial ungerecht oder qualitativ minderwertig sein muss. Kernelement der in den Niederlanden 2006 in Kraft getretenen Reformen ist eine Basisversicherung für alle mit Ausgleich für niedrige Einkommensgruppen. Für Krankenversicherer gilt eine Annahmepflicht unabhängig von Alter, Geschlecht und Gesundheitszustand. Den Bürgern wurden einerseits eine höhere Verantwortung im Umgang mit der eigenen Gesundheit übertrage, andererseits aber auch größere Wahlmöglichkeiten bei ihrer Krankenversicherung gelassen. Der Staat bleibt mit der Reform verantwortlich für die Zugänglichkeit, die Finanzierbarkeit und die Qualität des Gesundheitssystems[26]. Kann man aus den Entwicklungen in den Niederlanden, oder auch anderen Ländern wie z.B. Schweden, Reformansätze für Deutschland ableiten? Eine grundlegende Frage ist zweifellos, auf welcher Basis ein Wettbewerb im Gesundheitssystem geführt werden muss, um einerseits eine kosteneffektive, andererseits aber auch eine sozial gerechte Gesundheitsversorgung aller Bevölkerungsschichten zu gewährleisten. Neben der, aus dem gegebenen Anlass

---

[26] o. V.: „Die holländische Reform – kein passgenaues Muster". Ärzte Zeitung, 2006, Nr. 52, S. 6

der Finanzierungsproblematik, häufig dominanten Frage nach dem Preis muss also auch die Frage nach der Qualität von und dem Zugang zu Gesundheitsleistungen stärker berücksichtigt werden, um ein für die zu erwartenden Folgen des demografischen Wandels gewappnetes Gesundheitssystem zu gestalten. Ein ethisch gebotenes Sparen sollte in dieser Entwicklung nicht zum ethisch verwerflichen Sparen verkommen. Eine umfassende Analyse bezüglich der Grenzen des Wettbewerbs im Gesundheitswesen fasst diesen bestehenden Zielkonflikt folgendermaßen zusammen[27]. „Das Ziel, im Gesundheitswesen sinkende Kosten und steigende Qualität generell durch Wettbewerb zu erreichen, stößt auf den grundsätzlichen Konflikt zwischen Kassenwettbewerb und Ärztewettbewerb um Kassen einerseits und Ärztewettbewerb um Patienten andererseits. Erstere setzen vor allem Anreize zur Kostendämpfung und erhalten auch einen Qualitätswettbewerb. Letzterer trägt jedoch potentiell wirkungsvoller zur Qualitätsverbesserung bei". In weiteren Reformschritten gilt es somit, einen gangbaren Mittelweg zwischen Effizienz, Qualitätssicherung und sozialer Gerechtigkeit zu finden, um damit das Gesundheitssystem so zu gestalten, dass es sowohl den steigenden Versorgungsansprüchen gerecht wird als auch nachhaltig finanzierbar bleibt. Einen Königsweg für diese Feinjustierung des Grades der Marktvollkommenheit innerhalb des Gesundheitssystems wird es wohl nicht geben.

5. Zusammenfassung und Ausblick

Der demografische Wandel bedingt nicht nur eine strukturelle Veränderung der Bevölkerung, sondern wirft im Rahmen des Generationenvertrages grundlegende Fragen nach der Finanzierung der sozialen Systeme auf. Um das Gesundheitssystem für diese Herausforderungen zu rüsten hat der Staat damit begonnen, Markt- und Wettbewerbsprozesse zu etablieren. Diese sollen Effizienzreserven aufdecken und gleichzeitig zu einer Qualitätsoptimierung beitragen. Da das Gesundheitssystem jedoch ein nicht vollkommener Markt ist und insbesondere Aspekte der sozialen Gerechtigkeit berücksichtig werden müssen, kann es bei der Etablierung marktwirtschaftlicher Strukturen zu Marktfehlern kommen. Im Ergebnis entstehen so häufig soziale Ungerechtigkeiten, da u.a. aus

---

[27] Kumpmann, I: Grenzen des Wettbewerbs im Gesundheitswesen. Sozialer Fortschritt,7-8,2008,S223

finanziellen Gründen nicht mehr alle Bevölkerungsanteile Zugang zu notwendigen, qualitativ hochwertigen medizinischen Leistungen haben. Teilaspekte der in Deutschland in Kraft getretenen Reformen, und nicht zuletzt das Beispiel der Niederlande, zeigen jedoch, das marktwirtschaftliche Strukturen im Gesundheitswesen prinzipiell funktionieren können. Diese Strukturen müssen durch den Staat jedoch so reglementiert werden, dass keine Wirkungsmechanismen eines vollkommenen Marktes dominieren, d.h., dass neben zweifellos für eine nachhaltige Finanzierung des Gesamtsystems wichtigen Aspekten der Effizienz auch die Qualität und der gleiche Zugang zu notwendigen, qualitativ hochwertigen Gesundheitsleistungen für alle garantiert sein muss. Zu beachten und in weiteren Reformschritten einzubeziehenden Besonderheiten sind neben den zahlreichen Marktfehlern hierbei auch die bestehenden, korporatistisch geprägten und teils auch durch Lobbyinteressen beeinflussten Strukturen im Gesundheitssystem. Wettbewerb jedoch bedeutet immer auch Veränderungen, und diese sind für ein zukunftsfähiges, für die Folgen des prognostizierten demografischen Wandels gerüstetes und nachhaltig finanzierbares Gesundheitssystem in Deutschland unabdingbar.

6. Literaturverzeichnis

Bücher, Buchbeiträge

Hajen, L / Paetow, H / Schumacher H: Gesundheitsökonomie. Strukturen – Methoden – Praxis. 4. Auflage. Stuttgart. 2008

Glennester, H./ Le Grand, J. :. The devepolment of quasi-markets in welfare provision in the U.K.. In: International Journal of Health Services, 1995, S. 208f

Lauterbach , K.W. / Stock, S / Brunner, H: Gesundheitsökonomie. Lehrbuch für Mediziner und andere Gesundheitsberufe. 1. Auflage. Bern. 2006

Wohe, G.: Einführung in die Allgemeine Betriebswirtschaftslehre. 19. Auflage. München 1996

Studienbriefe

Janssen, U.: Studienbrief Nr. 0404-02 „Aufgaben und Akteure im Gesundheitswesen". SRH FernHochschule Riedlingen. Riedlingen 2008

Runde, A.: Studienbrief Nr. 0659-01 „Grundlagen der Gesundheitsökonomie". SRH FernHochschule Riedlingen. Riedlingen 2009

Gesetze, andere Abhandlungen

Berthold, N. / Brunner, A. B.: Zielkonflikt zwischen Effizienz und sozialer Gerechtigkeit –

Welten europäischer Sozialstaaten. Wirtschaftswissenschaftliches Studium, Heft 4, 2009, S. 193-199

Deppe, H.-U.: Wettbewerb im Gesundheitswesen: Ökonomische Grenzen und ethische Fragen. Systhema, 1/1997, S. 31-41

Kumpmann, I: Grenzen des Wettbewerbs im Gesundheitswesen. Sozialer Fortschritt, Heft 7-8, 2008, S. 217-224

o. V.: „Die holländische Reform – kein passgenaues Muster". Ärzte Zeitung, 2006, Nr. 52, S. 6

o. V. Bertelsmann Stiftung: „Praxisgebühr zeigt unerwünschte Nebenwirkungen". Pressemitteilung vom 01.09.2005. http://www.bertelsmann-stiftung.de/cps/rde/xchg/SID-720B1551-2D63358E/bst/hs.xsl/nachrichten_3814.htm

o. V. Kassenärztliche Bundesvereinigung: „Praxisgebühr wirkt steuernd". Klartext, Ausgabe vom 1. April 2005. http://www.kbv.de/publikationen/387.html

Rürup, B / Wille, E: Effizientere und leistungsfähigere Gesundheitsversorgung als Beitrag für eine tragfähige Finanzpolitik in Deutschland. August 2009. http://www.iges.de/leistungen/gesundheitspolitik/e7486/infoboxContent7487/Kurzfassung_ger.pdf

Internetquellen

OECD Health Data 2009. A Comparative Analysis of 30 Countries. http://www.aihw.gov.au/international/oecd/oecd_health_data_2009.cfm

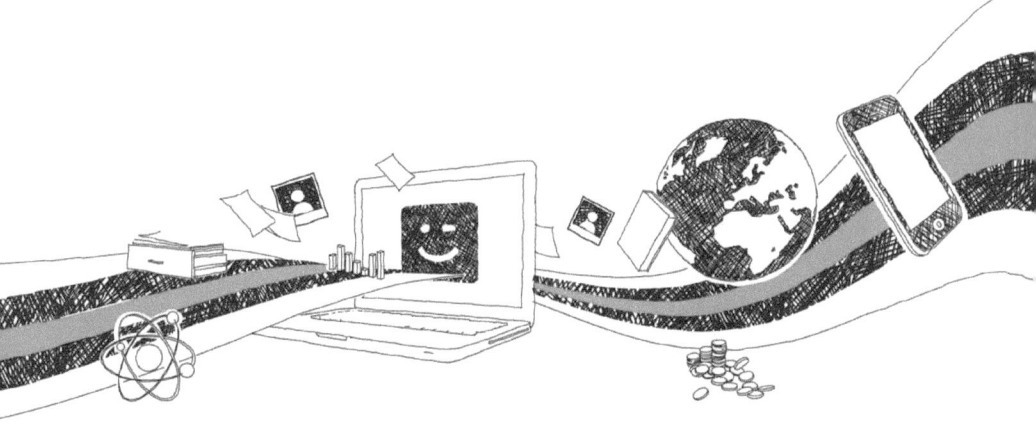
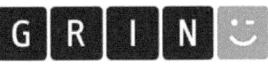